OBSERVATIONS

SUR

L'INOCULATION DU CLAVEAU

aux Bêtes à Laine.

DE toutes les maladies qui affligent l'humanité, il n'en est aucune qui mérite davantage de fixer l'attention des médecins, que petite vérole, soit parce qu'elle se propage de race en race, soit à cause des funestes résultats qu'elle entraîne ordinairement à sa suite.

Ne pouvant s'en préserver, on cherche du moins à diminuer son intensité. L'inoculation fut en vogue pendant les deux derniers siècles(1). Aujourd'hui la vaccine, quoique seul fruit du

---

(1) Cette opération a été pratiquée avec succès, par le célèbre Venel, professeur de médecine à Montpellier.

hasard, a produit cependant les plus salutaires effets. Ainsi après avoir tempéré l'activité de ce triste fléau, et apporté soulagement à l'espèce humaine, il restait à délivrer d'une maladie non moins cruelle, des animaux doublement utiles à l'homme sous le rapport de leurs productions et de leurs dépouilles. Je veux parler des bêtes à laine et de la maladie du *Claveau* dont ils sont affligés, maladie qu'on soupçonne assez généralement avoir la même origine que la petite vérole avec laquelle elle offre beaucoup d'analogie (1).

Les opinions sur les causes occasionnelles de la maladie du Claveau, sont partagées ; tous les auteurs qui ont traité des *Épizooties*, en ont émis de différentes.

Ramazzini attribue cette maladie à la rouille des plantes ;

Hastfert, à l'abondance des humeurs ;

Carlier, à la malpropreté des bergeries ; à la mauvaise nourriture et à l'ennui qu'éprouvent les moutons dépaysés.

Paulet, Barrier et *Robinet* ont pensé qu'elle se développait spontanément.

Bourgelat, enfin, le dernier auteur qui ait écrit sur cette maladie, a soutenu (et nous

---

(1) Jaubert et Rabelais en avaient déjà parlé les premiers au commencement du XVIme siècle.

partageons son opinion) que presque aucune béte à laine n'arrivait au terme de sa carrière sans l'avoir éprouvée.

Les symptômes et les dévelopemens de la maladie, l'époque à laquelle on doit prendre *le virus* pour la clavelisation (1), la manière de s'en servir, et la partie du corps sur laquelle cette même clavelisation doit être faite de préférence, ont dû nécessairement fixer notre attention.

La maladie est marquée par quatre périodes essentielles à distinguer :

L'invasion, l'éruption, la suppuration et l'exsication.

L'état maladif s'annonce par la tristesse de l'animal, son abattement, la lenteur de sa marche, l'anorexie ou le défaut d'appetit, et la fièvre.

---

(1) Clavelisation, *s. f.*, expression nouvelle, consacrée à désigner l'opération par laquelle on inocule le *Virus* claveleux.

M. le proffesseur *Odier* a recemment proposé de donner une signification précise et rigoureuse aux mots Clavelisation, Claveau et Clavelée.

Celle de Claveau, serait uniquement consacrée à nommer le Virus-Claveleux, c'est-à-dire, le principe succeptible de transmettre la maladie à des animaux sains , par la contagion ou par l'inoculation, on réserverait le mot Clavelée pour la maladie, et celui de Clavelisation à l'opération par laquelle on inocule le Virus.

L'on ne tarde pas à s'appercevoir de l'intensité graduelle de ce dernier symptôme par l'agitation sensible du flanc, et les pulsations violentes du cœur.

Au cinquième ou au sixième jour, commence l'éruption : alors, tous les symptômes précédens diminuent, la fièvre même semble disparaître entièrement.

On apperçoit sur les parties nues et sur celles où la peau est plus tendre et la chaleur plus forte, telles que l'intérieur des cuisses, et des épaules, des taches rouges qui s'élèvent et forment insensiblement des pustules; celles-ci, tantôt écartées, tantôt rapprochées et quelquefois réunies, s'enflamment vers le onzième ou douzième jour.

Cette troisième période s'établit graduellement comme la seconde, mais en ramenant la fièvre que l'éruption avait fait cesser.

L'exsication des boutons, succède à la suppuration, et s'opère ordinairement en cinq ou six jours, selon néanmoins (comme nous l'avons souvent remarqué) que l'éruption a été plus ou moins prompte, et que les boutons sont plus ou moins nombreux : la maladie borne là son cours.

Malgré cela on doit encore, pendant quelques jours, éloigner l'individu affecté, des animaux sains et intacts.

Les auteurs ne s'accordent point sur la durée de la maladie dans un même troupeau. Les uns assurent qu'elle règne ordinairement trois mois, d'autres ne déterminent aucun espace de tems , et prétendent que le cours de l'éruption est plus ou moins long selon que la maladie est régulière ou irrégulière. Cependant, ajoutent-ils , *la Clavelée* régulière n'a ordinairement que quinze ou dix-huit jours de durée , l'autre vingt-cinq à trente. Quant à nous; nous estimons, d'après nos propres expériences , que par les effets de la clavelisation, la maladie qui autrefois durait six mois, et même un tems indéterminé , selon quelques-uns , peut aujourd'hui être parfaitement guérie , dans l'espace d'un mois , avec très-peu de dépense.

Après avoir fait connaître l'opinion des auteurs et la notre , sur les causes occasionnelles de la maladie du Claveau , ses symptômes, ses développemens et ses périodes ; la confiance dont les autorités et les habitans de ce Département nous ont honoré , et l'accueil favorable que M. le Préfet a daigné faire aux rapports dont nous avons été chargé, nous encouragent à mettre au jour les observations que nous avons faites avec le plus grand soin , pendant l'espace de vingt années sur cette maladie contagieuse , sur les moyens curatifs dont nous nous sommes constamment servi, et que avons employés avec le plus grand succès, soit pour l'inoculation du *virus* claveleux, soit pour prévenir la contagion de la Clavelée.

Toutes les fois que nous avons été appelé à tems, pour traiter les bêtes à laine atteintes du Claveau, notre premier soin été de procéder à l'inoculation ; et pour que cette opération ne fût pas infructuense, nous avons eu d'abord le soin de prendre le *virus* claveleux, à l'époque où les boutons étaient en supuration, en observant que l'humeur ne fût ni trop aqueuse, ni trop concrète, parce que l'expérience nous avait donné pour certain qu'en employant ainsi et de suite le *virus*, nous ne pouvions manquer de réussir.

Nous avons préféré pour la clavelisation, la face interne des cuisses à toute autre partie du corps, parce que c'est précisément là où la maladie se développe naturellement, soit à cause que la chaleur y étant plus forte, le *virus* pouvait mieux être absorbé, soit parce que cette partie dénuée de laine, ayant une peau plus fine, l'opération y serait plus facile, et que nous n'aurions pas à craindre en cet endroit, que heurtant dans sa marche contre des corps étrangers, l'animal pût paralyser l'effet de l'opération, ou la rendre infructueuse.

Voici la manière dont nous avons procédé :
nous avons d'abord fait avec une lancette,
à la cuisse droite, comme lendroit le plus
commode pour l'opérateur, trois piquures de
forme triangulaire, distantes de douze à treize
lignes l'une de l'autre, et nous y avous in-
roduit le *virus* claveleux

Un autre moyen qui réussit également, c'est
de racler la peau sur les trois points où se
font les piquures qui introduisent le *virus*,
c'est-à-dire, d'enlever d'abord le suinctement,
après quoi, l'on incise légèrement l'épiderme,
à l'effet d'éviter l'effusion du sang, et dans
la crainte que cette effusion n'entraîne le
virus introduit [dans les piquures dont nous
avons parlé, car sans cette précaution, l'opération serait manquée.

Les animaux opérés de la manière que nous
venons d'indiquer, peuvent être conduits au
pâturage, selon que l'air atmosphérique sera
plus ou moins froid, car il est il plus prudent
de tenir les individus nouvellement inoculés
dans une température plutôt chaude que
froide, par la raison qu'un froid subit pouvant
produire une répercussion d'humeur, une
métastase pourrait s'en suivre et faire succom-
ber les animaux convalescens.

L'on peut faire la clavelisation dans tout es
les saisons, même dans le cœur de l'hiver ; ce

qui nous le justifie , c'est qu'ayant été appelé dans le courant du mois de janvier dernier , époque à laquelle le froid était excessif , pour visiter à la Roque - d'Antheron, le troupeau de MM. Mazet frères , hébergé dans un local situé au nord et sur la crête d'une haute montagne , l'inoculation de la clavelée réussit parfaitement sur ce troupeau; mais nous devons dire aussi , que ce succès , dans cette saison rigoureuse , doit être en partie attribué aux soins particuliers que les MM. Mazet frères eurent , de ne faire sortir leur troupeaux de la bergerie que par des tems calmes , depuis dix heures du matin jusques à deux heures de l'après - midi , pour le conduire au pâturage dans des lieux abrités , exposés au soleil; car, nous le répètons, sans ces précautions un froid subit pouvant faire répercuter les humeurs sur ces animaux nouvellement inoculés , une métastase eût été dans le cas d'occasionner la perte de la majeure partie du troupeau.

Si M. *Picot-Lapeyrouse* , après divers procédés , n'a point eu le même succès que M. *Voisin* , avant nous , lors des premières clavelisations faites à Versailles , ni enfin, le succès qui couronna les opérations de MM. *Huzard* et *Legros* , lorsqu'ils inoculèrent la Clavelée au superbe troupeau de M. le Sénateur *Chapial* , l'on ne doit l'attribuer qu'au mode d'inoculation, c'est-à-dire, aux piquures profondes sous cuir. Ce qui nous en donne la certitude, c'est qu'ayant fait nous-même cette expérience sur une brebis nous appartenant, cet animal périt dans quarante-huit heures, à la suite d'un engorgement œdémateux : ce qui justifie que lorsqu'il sera procédé à la clavelisation de la manière que nous venons d'enseigner, et avec les précautions par nous indiquées, à prendre pendant l'hiver, le succès en est assuré.

Des gens recommandables par leurs talens, M. *Rue*, Docteur en médecine à Lambesc, et M. *Meynier*, officier de santé à la Roque-d'Antheron, ayant reconnu les grands avantages de la clavelisation de la manière que nous l'avons indiquée, n'ont pas dédaigné d'en faire eux-mêmes l'expérience : le premier, sur le troupeau de M. Allibert son beau-père, et le second, sur plusieurs brebis et moutons de divers habitans de la Roque - d'Antheron, et l'un et l'autre ont obtenu un succès au-delà de leurs espérances.

Avantages de la Clavelisation.

La clavelisation procure plusieurs avantages le premier, est que la maladie qui aurait duré six mois dans un troupeau composé

de cent bêtes , peut aujourd'hui , avec très-
peu de dépenses, être guéri dans l'espace d'un
mois, tandis que pendant cinq mois de plus
de durée , le méphetisme de l'air atmosphérique dans une contrée , peut propager la
contagion aux troupeaux les plus voisins.

Le second avantage résulte de ce que la
maladie guérie plus promptement est ren-
due tout - à - fait bénigne de maligne qu'elle
était , puisqu'on est presque assuré aujour-
d'hui par l'expérience , de conserver tout un
troupeau atteint de ce fléau, car auparavant la
maladie devenait meurtrière , soit qu'elle se
développât naturellement, soit que ce dévelop-
pement eût lieu , par la voie de la com-
munication.

Le troisième avantage résulte de ce que
les soins et la nourriture d'un troupeau en-
fermé pendant un mois seulement dans une
bergerie , si la température était froide , et
qu'on ne pût pour cela le mener au pâturage ,
n'entraînent pas des dépenses considérables, au
lieu que la nourriture d'un troupeau sequestré
des autres , durant six mois , nécessitait une
grande consommation de fourrage ; les soins
d'un plus grand nombre de personnes , et par
suite des dépenses énormes ,lors surtout qu'il
s'agissait des troupeaux nombreux , tels que
ceux , par exemple , qui paissent en hiver

dans la plaine de la Crau , et en été sur les Alpes (1).

Le quatrième avantage enfin , consiste en ce que on n'aura plus besoin , comme autrefois , d'employer des moyens onéreux même aux propriétaires les plus aisés , par la séparation en trois classes , comme les ordonnances de police le portent (2) ; et l'autorité n'aura plus qu'à prendre quelques mesures, pour que les propriétaires soient tenus de faire inoculer la Clavelée à leurs troupeaux , du moment qu'un troupeau sera atteint de cette maladie dans leurs communes.

Lambesc, 29 *Août* 1829.

T U R C.

---

(1) De troupeaux considérables, appartenant à divers propriétaires, paissent pendant l'hiver, dans la vaste plaine de la Crau, près Arles (Bouches-du-Rhône) dans des proptiétés particulières dites *Coussous*, mais ces coussous étant biûlés, pendant l'été, par les ardeurs du soleil, les propriétaires de troupeaux achètent des herbes ou pâturages dans les Alpes, y font conduire leurs troupeaux à la fin du primtems, époque à laquelle les neiges sont fondues, et ils demeurent pendant l'été et jusques à la fin de l'automne, sur ces montagnes où la température est plus fraîche que dans la plaine aride de la Crau, où ils périraient pendant la canicule. Ces troupeaux sont ainsi appelés Transulmans.

(2) Voyez les arrêts du Parlement, du 24 mars 1745 ; les arrêts du Conseil, du 19 juillet 1746 et 16 juillet 1784, et les lois des 28 septembre et 6 octobre 1791.